LE
CHOLÉRA VAINCU

SES CAUSES, SA MARCHE, SES SYMPTOMES. SON TRAITEMENT

SUIVIS DU

MOYEN DE S'EN PRÉSERVER

ET D'UN

EXAMEN SUR L'EFFICACITÉ DU TONI-SUDOGÈNE

PAR LE PATHOLOGISTE GISNAU.

*

Prix : 40 centimes.

PARIS

IMPRIMERIE CENTRALE DE NAPOLÉON CHAIX ET Cie,

Rue Bergère, 20, près du boulevart Montmartre.

1849

LE
CHOLÉRA VAINCU

SES CAUSES, SA MARCHE, SES SYMPTOMES, SON TRAITEMENT

SUIVIS DU

MOYEN DE S'EN PRÉSERVER

ET D'UN

EXAMEN SUR L'EFFICACITÉ DU TONI-SUDOGÈNE,

PAR LE PATHOLOGISTE GISNAU.

PRIX : 40 CENTIMES.

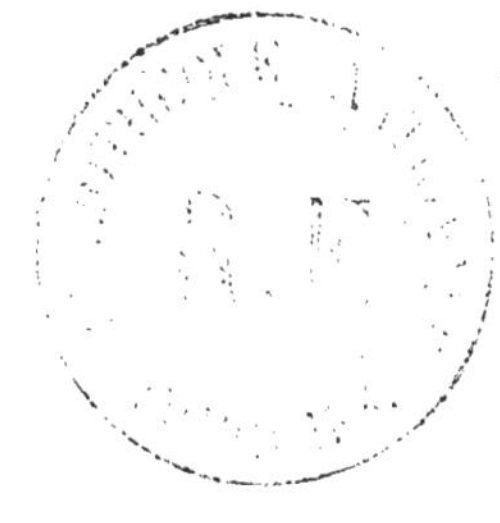

PARIS

IMPRIMERIE CENTRALE DE NAPOLÉON CHAIX ET Cie,

Rue Bergère, 20, près du boulevart Montmartre.

—

1849

Depuis deux mois environ, le choléra a fait irruption à Paris ;
son existence nous a engagés à recueillir les remarques qui
furent faites par les célébrités médicales lors de l'épidémie de
1832. Nous joindrons à ces études les moyens de combattre
cette affreuse maladie, les meilleures règles d'hygiène à suivre
pour l'éviter, et enfin les principaux remèdes curatifs qui ont
amené la guérison des malades.

Les symptômes du choléra sont aujourd'hui absolument sem-
blables à ceux qui furent observés en 1832. Toutefois, jusqu'à
présent, la maladie ne semble pas devoir être aussi impitoyable
et décimer autant la population, qui, lors de la première inva-
sion du choléra, compta 18,402 morts pendant les 189 jours de
la durée du fléau dans nos murs.

C'est jusqu'ici, et malheureusement comme toujours, la population misérable de la ville qui paye le plus fort tribut au
mai. En effet, de bonnes conditions hygiéniques sont les meilleurs préservatifs de toute épidémie, et, en ce moment où la
misère est si affreuse et si répandue, elle offre un vaste champ
à la moisson de la mort. Espérons qu'en 1849, comme en 1832,
la bienfaisance viendra en aide au dévouement des médecins,
et neutralisera de plus en plus les chances mauvaises pour la
classe déshéritée.

Paris est aujourd'hui dans une meilleure situation de salubrité qu'en 1832. Les quartiers populeux sont agrandis, les rues
en sont élargies et conséquemment les maisons plus aérées. Si
la ville n'a pu encore participer tout entière à la sollicitude de
l'administration, il n'y en a pas moins une partie notable et
populeuse qui se trouve dans un bon état sanitaire.

CAUSES APPARENTES DU CHOLÉRA.

Les causes de la majeure partie des maladies qui affectent l'espèce humaine échappent à la plus minutieuse investigation il en est de même pour le choléra.

On a cru d'abord qu'une altération de l'air était la seule cause de la maladie; mais déjà en 1832, M. Julia de Fontenelle, membre de la commission de salubrité, recueillit ce fluide sur différents points de Paris et en démontra la pureté par l'analyse. Pourtant, on attribue généralement aux variations atmosphériques subites, et particulièrement au vent du Nord, l'arrivée de l'épidémie. Dans les contrées où le choléra est endémique, on a remarqué que les changements de température exerçaient une grande influence sur les personnes que leur manière de vivre disposait plus particulièrement à être la proie de la maladie. En Europe, ces causes disparaissent en partie ; aussi le choléra n'est-il pas endémique dans nos climats. C'est d'une manière sporadique ou sous la forme épidémique qu'il s'y montre, et souvent sous l'influence des variations de température.

Le plus ordinairement, il faut encore que d'autres causes viennent porter directement leur action sur l'estomac pour que le choléra se déclare.

On a observé, en effet, qu'il se manifeste principalement dans les circonstances suivantes : mauvaises conditions d'hygiène; ingestion d'aliments d'une digestion difficile; boissons très-froides ou de mauvaise qualité; purgatifs pris à contre-temps ; vive impression morale. On comprend que sous l'influence de la moins énergique de toutes ces causes, le choléra puisse se développer sous toutes les latitudes, et qu'elles ont une importance bien plus grande lorsque la maladie est épidémique. Aussi, non-seulement le public, mais les médecins eux-mêmes en ont-ils multiplié à l'infini la nomenclature. Sans nous arrê-

ter à cette énumération plus ou moins fondée, nous ajouterons
à celle que nous venons de faire : la débilitation de l'estomac
par des maladies récentes ou existant encore ; l'excès du travail
physique ou intellectuel ; l'influence d'une température humide ;
l'encombrement d'un grand nombre d'habitants dans un même
lieu ; le non renouvellement de l'air ; les excès de table et autres ; l'abus de l'alimentation végétale ; et enfin, on doit le dire,
presque toutes les causes qui peuvent causer les maladies ai-
guës. Nous aurons occasion de revenir sur cette étiologie, à
propos des moyens préservatifs à employer contre la maladie
qui nous occupe.

MODE DE TRANSMISSION DU CHOLÉRA.

Comment le choléra épidémique se transmet-il de pays à pays
et d'individu à individu ? Vaste question qui a soulevé de nombreuses discussions, occupé de grandes intelligences. La marche
bizarre de la maladie, le temps quelquefois très-court, quelquefois très-long, qu'elle met à se déclarer dans des contrées
très-éloignées les unes des autres, ont dérouté les observateurs
les plus habiles. Toutefois, la question de la contagion en a été
puissamment éclairée, et les expériences directes aidant, on
peut formuler cette loi pathologique : *le choléra n'est pas conta-
gieux*. Assertion rassurante et consolante pour les malades et
pour leur entourage.

CONTAGION.

L'épidémie de 1832 a prouvé surabondamment que la maladie n'était pas contagieuse. Les médecins et les élèves nombreux qui passaient leur vie au milieu des malades étaient très
rarement atteints. Les infirmiers attachés aux hôpitaux ont of-
fert, en plus grand nombre, prise à la maladie ; mais c'est plu-
tôt parce qu'ils se trouvaient dans des conditions hygiéniques

particulières, et qu'ils ne tenaient aucun compte des conseils qui leur étaient donnés, qu'ils ont présenté cette exception.

La marche bizarre de la maladie, dont nous parlions tout-à-l'heure, vient encore en aide à cette opinion, qui, du reste, ne souffre point de contradiction. En effet, le choléra-morbus a paru dans l'Inde en 1817, et principalement dans le Delta situé sur les bords du Gange. Il a parcouru toute la surface du globe, de l'Est à l'Ouest ; mais, loin d'occuper successivement chaque point de la ligne parcourue , il laissait souvent des intervalles considérables entre chacun d'eux. C'est ainsi qu'en France, après avoir paru à Dijon et à Mâcon, la maladie s'arrête à quelques lieues de Lyon, ville aux rues étroites et tortueuses, aux maisons élevées, où une nombreuse population ouvrière, vivant dans les conditions hygiéniques les plus défavorables, offrait un vaste champ au fléau ; et cependant aucun cas ne se déclara. Cinq ou six lieues plus loin, la maladie reparaît, puis Avignon, Marseille, etc., sont décimées par elle.

Nous remarquerons à ce sujet que Lyon est situé entre le Rhône et la Saône, conditions qui prédisposaient encore cette ville au développement de l'épidémie ; car il est bien constaté que la marche du choléra a suivi très-fréquemment celles des cours d'eau , non-seulement à Paris, mais partout où il s'est montré. Ainsi il résulte des statistiques faites en 1832 que la mortalité sur les bords de la Seine fut de 1 sur 37, tandis que dans les quartiers éloignés de la rivière, la mortalité ne fut que de 1 sur 176. Cette différence était assez notable pour que sa cause ne pût échapper à l'observation. A Londres en, 1832 et pendant 1849, la maladie affecta surtout les quartiers contigus à la Tamise.

Les lieux élevés sont généralement préservés du choléra ; mais tant d'exceptions sont venues démentir les observations de la science, qu'on ne doit présenter que de vastes généralités. On ne peut nier que la principale cause épidémique ne soit dans les couches de l'air ; mais, ainsi que nous l'avons déjà dit, toute preuve matérielle échappe à l'analyse.

PRODROMES.

Dans un certain nombre de cas, le choléra débute brusquement, sans que l'on ait observé aucun symptôme prodromique pendant les jours qui ont précédé l'apparition des accidents ; mais dans la grande majorité il en est tout autrement.

Plusieurs jours à l'avance, la santé du malade a été visiblement altérée ; plusieurs fonctions importantes ont subi un assez notable dérangement pour attirer l'attention. Généralement une espèce de lassitude ressentie dans tout le corps, le mauvais état des voies digestives, de légères nausées, très-souvant une diarrhée fréquente, des étourdissements, des crampes, viennent annoncer, à celui qui en est atteint, l'altération de son état normal. Ces symptômes précurseurs sont un avertissement précieux dont on doit profiter pour se soigner immédiatement ; malheureusement, ils sont négligés par une certaine partie de la population, et cette circonstance vient encore ajouter aux causes de la mortalité plus fréquente dans la classe si intéressante du prolétaire.

Nous ne saurions trop insister sur l'attention que l'on doit apporter aux prodromes du choléra. Là est la planche de salut, et, comme nous l'indiquons plus loin, le moment où l'on possède les moyens les plus efficaces de combattre le mal. Nous devons cependant faire observer que, lors de l'apparition d'une épidémie, la population tout entière d'une ville subit des atteintes plus ou moins importantes, eu égard à son état de santé habituel. Ce n'est pas une raison pour s'effrayer, mais c'en est une suffisante pour se précautionner.

SYMPTOMES ET MARCHE DU CHOLÉRA.

Les symptômes du choléra se divisent en quatre périodes. 1° la période phlegmorrhagique ; 2° la période cyanique ; 3° la période asphyxique ; 4° la période réactionnelle.

Période phlegmorrhagique.—La maladie se déclare et le choléra éclate tout à coup par un flux séreux intestinal, avec du
frisson, du brisement dans les membres, des nausées et des évacuations alvines liquides. Les premières selles sont constituées par
des matières fécales quelquefois solides, bientôt liquides ; puis
il y a une ou deux selles bilieuses, puis enfin des selles ressem-
blant à de l'eau dans laquelle on aurait déposé des grains de
riz crevés. Presque en même temps, il survient des vomissements constitués d'abord par les matières alimentaires conte-
nues dans l'estomac, puis par des matières bilieuses, et enfin
par un liquide aqueux, semblable à une solution d'albumine,
qui renferme quelques grumeaux muqueux coagulés en quantité
plus ou moins considérable.

Dans quelques cas, du moment où le flux est établi, il arrive
en si grande abondance, que les malades excrètent un liquide
séreux d'une manière continue.

Dans d'autres cas, les malades ont en même temps des nausées fréquentes, et il y a des vomissements sans efforts, de matières aqueuses.

Dans d'autres encore, on voit en même temps des selles et
des vomissements, mais le plus souvent des selles seulement.
Les malades chez lesquels les vomissements sont prédominants
constituent l'exception.

On a enfin observé des malades qui éprouvaient une vive
chaleur à l'abdomen et pas d'évacuation : c'est le choléra sec.
L'excrétion manque, mais il n'y a pas moins sécrétion intra-
intestinale ; le liquide se répand et s'accumule dans le tube di-
gestif, qu'il distend.

Pendant que ces excrétions s'établissent, le malade a une
sensation de débilité dans tous les membres qui croît d'instant
en instant ; les extrémités sont froides, et d'autant qu'elles sont
plus éloignées du tronc ; le pouls devient fréquent, ses diastoles
se raccourcissent ; des douleurs vives éclatent sur le trajet des
muscles longs d'abord, puis sur tous les autres ; ces douleurs
sont intermittentes, s'accompagnent de nodosités contractiles sur

le trajet des fibres ; ce sont des crampes tellement violentes
quelquefois, qu'elles arrachent des cris au malade ; quant à leur
durée, elle est peu considérable. Les crampes se succèdent à
intervalles rapprochés, mais ne sont pas persistantes ; dans
quelques cas, les nodosités parcourent en se succédant la lon-
gueur des membres avec une telle rapidité, qu'il y a une sorte
de tressaillement musculaire. Dans les intervalles de ces crampes, il y a des douleurs brûlantes très-vives à l'épigastre.

Bientôt les traits s'affaissent, la face s'amaigrit, les forces se
dépriment, les extrémités prennent une teinte cyanosée. Telle
est la première période, caractérisée par une exhalation extrê-
mement abondante de matières liquides, et par les phénomènes
qu'entraîne la déperdition de tous ces liquides. Cette première
période peut être courte ; quelquefois elle ne dure qu'une demi-
heure, une heure, quelquefois un jour. Alors les évacuations
deviennent moins abondantes, moins rapides, les crampes moins
intenses, l'affaissement moins rapide, et la seconde période arrive lentement.

Période cyanique. — Cette période tire sa dénomination de
la teinte que présentent les téguments, et qui commence à se
montrer sur les extrémités inférieures et sur le nez, les lèvres,
les oreilles, pour s'étendre successivement à toute la surface du
corps, à mesure que l'excrétion alvine devient plus abondante.
Quand cette cyanose générale est bien établie et arrivée à son
summum, les sécrétions diminuent, la respiration devient haute,
anxieuse ; les extrémités se refroidissent, les lèvres, la langue
deviennent froides ; la chaleur interne augmente, le malade de-
mande de l'air pour respirer et des liquides pour boire.

Pendant que s'établissent ces phénomènes de refroidissement,
de ralentissement de la respiration et de la circulation, l'intelli-
gence reste nette, mais la voix s'affaiblit, la parole devient brève
et éteinte.

Telle est cette période dans laquelle la cyanose des téguments
et des orifices des membranes muqueuses, la lenteur avec la-

quelle se remplissent de nouveau les veines dont on a chassé le sang par une friction suivant le cours de ce liquide, la suppression de toutes les sécrétions, notamment celle de l'urine, et même celle des matières fécales, tout, en un mot, annonce le trouble de la circulation des capillaires et son abolition complète prochaine.

Cette période dure quelquefois un jour sans changement; quelquefois, au bout d'une heure, le malade entre dans la période asphyxique.

Période asphyxique. — Dans celle-ci, la teinte cyanique peut persister, mais elle s'affaiblit au lieu d'augmenter; le froid est général, le tissu cellulaire ramolli; les muscles ont perdu leur contractilité en grande partie, et la peau sa rétractilité; de sorte que les tissus peuvent être malaxés comme une pulpe molle qui conserve la trace des doigts, et fait éprouver au toucher la sensation d'un corps visqueux et gluant. Les battements des artères deviennent de moins en moins sensibles. La respiration devient courte, haute, l'amaigrissement très-prononcé; il y a une vive chaleur dans la poitrine, une vive douleur à l'épigastre, exagérée par la pression. Chez quelques malades, et surtout chez ceux qui sont soumis à un traitement mal entendu, surtout si on les entoure d'une atmosphère artificielle de chaleur pour tâcher de les réchauffer, les parties superficielles du corps prennent une chaleur insolite, et la mollesse des tissus devient plus prononcée; les extrémités semblent macérées; la peau est plissée, livide, dans un état de corrugation; une sueur visqueuse recouvre les tempes et la poitrine; le pouls disparaît, et le malade meurt, passant de la vie à la mort en conservant toutes ses facultés intellectuelles.

Pendant que ces facultés restent intactes, les organes des sens sont remarquablement altérés; ainsi la vue est troublée, affaiblie; le malade ne voit plus les objets placés à une certaine distance; l'ouïe s'affaiblit et s'abolit même dans quelques cas; la voix s'éteint au point que l'on est obligé d'appliquer l'oreille sur la bouche des malades pour recueillir leurs paroles. Une lenteur remarquable s'observe aussitôt dans la manifestation des idées ; il y a affaiblissement des sensations, de leur perception et de l'expression des idées, mais il n'y a pas de délire. Dans les formes les plus graves, les paupières sont mal jointes, et l'on voit sur le globe oculaire une couche de matières demi-coagulées à travers laquelle on voit la cornée comme à travers une lame diaphane, et le globe est lui-même enfoncé dans l'orbite.

Dans cette période, il n'y a plus d'évacuations ; les boissons, lorsqu'elles peuvent être ingérées, sont conservées. Les seules variations que l'on puisse observer dans cette période consistent en des ecchymoses disséminées.

Telles sont les périodes de la maladie les plus graves et les plus fréquentes.

Période réactionnelle. — Il y a une période réactionnelle qui peut se déclarer pendant le cours de toutes les autres, excepté de la période asphyxique ; car une fois que la maladie est parvenue à cette dernière période, elle est au-dessus de toute ressource. C'est là ce qui explique la grande mortalité dans le choléra, parce que la plupart des malades ne reçoivent des soins que lorsqu'ils sont entrés ou sur le point d'entrer dans la période asphyxique.

La période réactionnnelle se caractérise par la suppression ou la diminution des évacuations et le retour de la chaleur du centre à la circonférence, la diminution de la cyanose, la largeur des diastoles artérielles, la turgescence de la face ; le malade a des bouffées de chaleur à la tête. La salive, dont la suppression rendait les lèvres visqueuses, reparaît, la soif diminue, et un véritable état fébrile est établi ; les crampes ont cessé dès le début de cette période ; la peau s'humecte, des sueurs se manifestent, et quand la maladie n'a pas été très-intense, on guérit. Dans le cas contraire, la réaction ne se fait pas d'un seul jet ; l'état fébrile s'établit lentement et se prolonge avec des recrudescences nombreuses qui se terminent par des évacuations sudorales.

Telle est la période réactionnelle par laquelle la maladie est conduite à terminaison (1).

Aucune maladie n'a autant occupé l'attention des thérapeutistes qui ont essayé les traitements les plus variés, sans qu'aucun d'eux ait jusqu'ici fait autorité dans la science. Les médications en apparence les plus rationnelles, tout ce que l'empirisme offre de plus extraordinaire a été tour à tour essayé, préconisé et vanté à l'excès ; mais bientôt une amère déception venait accuser l'erreur, l'enthousiasme ou le charlatanisme, et rouvrir la lice à d'autres études et à d'autres découvertes.

Selon les auteurs, Hippocrate conseillait contre le choléra des boissons abondantes pour délayer les matières putrides et crues, causes, selon lui, de tout le désordre; puis des purgatifs pour les expulser. Gallien, pour dissoudre et pour évacuer les humeurs âcres, donnait le même précepte. Cette pratique fut suivie pendant plusieurs siècles par les médecins qui leur succédèrent.

Baillou remarqua un des premiers que les lavements irritants étaient nuisibles dans cette maladie, et leur substitua surtout l'emploi des lavements adoucissants et des fomentations de même nature. Sydenham vient, au XVIIᵉ siècle, signaler le danger des purgatifs dans le choléra-morbus, prétendant que c'était jeter de l'huile sur le feu. Il formula une médication que l'on a essayé dernièrement de remettre en honneur. « Je fais bouillir, dit-il, un jeune poulet, bien tendre, dans environ douze pintes d'eau de fontaine, en sorte que la liqueur n'ait presque pas le goût de viande. Le malade boit abondamment de cette eau *tiède*, ou, à son défaut, du petit lait; en même temps on lui donne plusieurs lavements avec la décoction. On continue de la sorte jusqu'à ce qu'il n'en reste plus et que le malade l'ait rendue par haut et par bas. On pourra ajouter de temps en temps, soit pour

(1) La description qu'on vient de lire des quatre périodes du choléra est extraite des leçons cliniques de M. Gendrin, à l'hôpital de la Pitié. Son exactitude et sa profondeur d'observation nous ont engagé à la copier textuellement, d'après les notes de M. Ripoll, interne à la Pitié.

boisson, soit pour les lavements, une once des sirops de laitue, de violette, de pourpier, de nénuphar, ou de l'un d'entre eux, quoique la décoction seule puisse suffire. Cette grande quantité de liqueur, prise par le haut et par le bas, évacuera les humeurs âcres ou les adoucira.

» Après ce grand lavage, qui dure trois ou quatre heures, on termine la cure par une potion calmante ; je me sers souvent de celle que voici : Eau de primevère, une once ; eau admirable, deux gros ; laudanum liquide, seize gouttes ; mêlez tout cela ensemble. On pourra substituer à cette potion toute autre préparation narcotique. »

On voit que le traitement de Sydenham avait quelque importance à cause des narcotiques qu'il employait. C'est surtout à ce point de vue que l'opium a été si souvent préconisé pendant l'épidémie de 1832 et employé à doses assez fortes, en décorant cette médication du nom de Sydenham. Si l'opium eût amené des succès réels, peu nous importerait par qui cette méthode nous a été introduite dans la thérapeutique ; mais les insuccès nombreux s'expliquent d'eux-mêmes, quand on sait que le nom de choléra-morbus, donné à la maladie observée par Sydenham, n'y était nullement applicable. Cet auteur donnait le nom de choléra à une affection morbide qui en diffère notablement. « Cette maladie, dit-il, arrive aussi régulièrement, aussi constamment aux approches de l'automne, *que les hirondelles au commencement du printemps !!!* » Que l'on cesse donc d'invoquer l'autorité de cette illustration médicale, ou qu'on la cite plus à propos.

La médecine physiologique, faisant un large emploi des émissions sanguines et des émollients, a aussi trouvé des adhérents. Si son emploi exclusif doit être rejeté, son application en temps utile, et selon les périodes du mal, n'est point à dédaigner.

Les stimulants sont souvent employés. Parmi eux, les infusions de camomille, le tilleul, le thé même alcoolisé, l'éther, etc. On a essayé tour à tour du phosphore, du punch, de la glace, de l'eau froide à l'extérieur et à l'intérieur, des purgatifs, le mu-

riate et le sulfate de soude, l'ipécacuanha, etc. Plusieurs médecins ont attaché une grande importance à des liquides inoffen-
sifs, tels que l'eau de Seltz, la fleur d'oranger, la tisane de riz ;
récemment, l'infusion d'une plante du mont Olympe, le *stachys
anatolica*, a été signalée comme un moyen des plus efficaces.
Il en a été de même des préparations de truffes, du chloro-
forme, etc.

Les dérivatifs, tels que vésicatoires, sinapismes, frictions sè--
ches, humides ou excitantes, constituent pour les uns un moyen
spécial, tandis qu'ils ne sont regardés par d'autres que comme
moyens accessoires.

On doit conclure de la variété et de l'opposition de ces mé-
thodes qu'aucune d'entre elles ne doit être érigée en principe,
et que cependant chacune d'elles peut devenir, suivant le cas,
d'un utile emploi.

Le traitement du choléra ne peut être uniforme pendant toute
la durée de la maladie, puisque ses périodes offrent des carac-
tères très-différents. L'une d'elles, cependant, est généralement
considérée comme la plus dangereuse : c'est la période cyanique:
aussi c'est contre elle que se sont réunis les efforts des savants;
car, en effet, il faut agir avec promptitude et énergie, puisqu'elle
est si souvent fatale; mais c'est aussi contre elle que tous les
moyens, même les plus opposés, ont été mis en usage.

On avait cependant remarqué, parmi ces divers moyens, le
traitement qu'Alibert employait, en 1832, à l'hôpital Saint-
Louis, et dont la base était l'emploi du sulfate de quinine, ce
qui lui fit obtenir des guérisons plus nombreuses que la plupart
de ses confrères. C'est qu'en effet le choléra peut être assimilé
à une fièvre intermittente pernicieuse, et qu'Alibert, en em-
ployant le sulfate de quinine comme s'il eût eu affaire à la ter-
rible fièvre que nous désignons, trouvait un grand avantage à
prescrire un médicament tonique contre le choléra, puique le
caractère important de cette maladie est la dépression brusque
et considérable des forces de l'économie.

Plus tard, d'autres médecins obtinrent des succès marqués

en utilisant les sels ammoniacaux, et de nombreuses guérisons vinrent attester l'efficacité du remède. Les sels ammoniacaux ont l'avantage, sur tous les autres excitants, de produire beaucoup d'effet sous un petit volume ; ils améliorent la circulation, relèvent le pouls lorsqu'il est déprimé, et ramènent à la peau le calorique nécessaire à la régularité des fonctions. Sous leur influence, on voit même cesser les vomissements et la diarrhée à l'instant même, ou ils sont au moins notablement diminués. La chaleur revient de *l'intérieur à l'extérieur,* mode d'action précieux, puisque les moyens externes sont souvent insuffisants, et quelquefois dangereux.

Cela aurait dû cependant mettre sur la voie de l'association de ces deux médicaments, et faire naître l'idée de les opposer réunis au fléau dévastateur. C'est cette ingénieuse combinaison qui fait la base d'une préparation que nous recommandons, et dont les qualités ne peuvent être mises en doute.

PRÉSERVATIFS.

Le *toni-sudogène,* moyen précieux de traitement pour le choléra, n'est pas moins important comme préservatif. Cette préparation, sous forme de petites olives, réunit, d'après sa composition, les avantages suivants : stimuler l'économie, lui faciliter la réaction pendant la période algide, rétablir la circulation, agir sur le système cutané en augmentant la sécrétion, introduire dans l'organisme un tonique fixe précieux par sa nature, qui répare vite la force déjà diminuée et apporte un nouveau support aux fonctions vitales, tels sont les avantages immenses du *toni-sudogène.*

Comme moyen curatif, l'administration doit en être laissée au médecin, qui sera seul juge de l'opportunité, et emploiera les moyens accessoires qu'il jugera convenables ; mais comme préservatif, il n'en est pas ainsi ; chacun peut s'administrer sa dose convenable, qui est de 3 ou 4 olives le matin et 2 ou 3 le soir, prises de préférence dans une infusion légère de thé. Ces olives sont d'un goût et d'un aspect agréables ; chacune d'elles contient 3 centigrammes de sulfate de quinine et 2 centigrammes de chlorhydrate d'ammoniaque préparés et unis *d'une façon spéciale*. C'est afin que chacun puisse se rendre compte de l'importance et des résultats du *toni-sudogène*, que nous avons cru devoir publier sa composition. La dose de ce préservatif indiquée plus haut peut être doublée sans inconvénients ; mais il sera toujours sage de consulter le médecin dont on reçoit habituellement les conseils (1).

Il est bien entendu que toutes les règles de l'hygiène seront observées, et que l'on évitera toutes les causes que nous avons indiquées comme susceptibles de déterminer la maladie. On aura soin d'éviter l'impression du froid humide ; et pour y remédier, on se couvrira le ventre d'une ceinture de flanelle, et on se tiendra les pieds chauds ; on ne se livrera à aucun travail physique et intellectuel trop pénible ; on ne fera aucun excès de table ; on ne mangera point de crudités ni d'aliments d'une digestion difficile ; les soins de propreté les plus rigoureux sont aussi chose importante ; les habitations doivent être assainies, fréquemment aérées, et toute cause d'encombrement et d'insalubrité détruite.

Tels sont les meilleurs conseils que nous puissions donner contre le choléra ; trop heureux s'ils peuvent arracher de nombreuses victimes à la souffrance ou à la mort.

Avril 1849.

(1) Le toni-sudogène se vend rue de Choiseul, 27, par boîtes de 40 olives, du prix de 2 fr. 50 c.